BLUTDRUCKTAGEBUCH 

KONTAKTDATEN:

Name: ....

Vorname: ....

Adresse: ....

Telefon fest: ....

Telefon mobil: ....

E-Mail: ....

Notfallkontakt: ....

....

....

GESUNDHEITSDATEN:

Behandelnder Arzt: ....

....

....

Medikamente: ....

....

Empfehlungen Arzt: ....

....

....

DATUM	UHRZEIT	BLUTDRUCK	PULS	NOTIZEN

DATUM	UHRZEIT	BLUTDRUCK	PULS	NOTIZEN

BLUTDRUCKMESSUNG 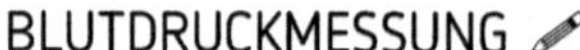   GEWICHT: …………………….

DATUM	UHRZEIT	BLUTDRUCK	PULS	NOTIZEN

BLUTDRUCKMESSUNG 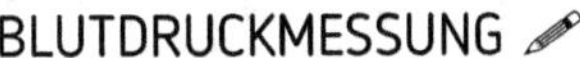   GEWICHT: ....

DATUM	UHRZEIT	BLUTDRUCK	PULS	NOTIZEN

BLUTDRUCKMESSUNG 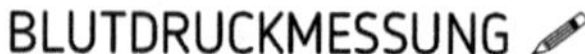   GEWICHT: ………………………..

DATUM	UHRZEIT	BLUTDRUCK	PULS	NOTIZEN

BLUTDRUCKMESSUNG 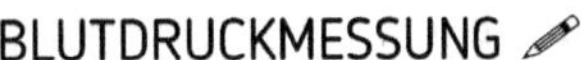 GEWICHT: ....

DATUM	UHRZEIT	BLUTDRUCK	PULS	NOTIZEN

BLUTDRUCKMESSUNG 🖉   GEWICHT: ....

DATUM	UHRZEIT	BLUTDRUCK	PULS	NOTIZEN

BLUTDRUCKMESSUNG 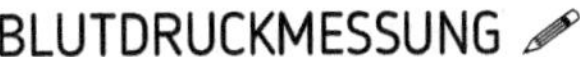   GEWICHT: ....

DATUM	UHRZEIT	BLUTDRUCK	PULS	NOTIZEN

BLUTDRUCKMESSUNG 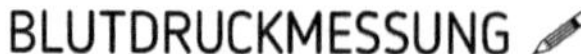 GEWICHT: ………………………..

DATUM	UHRZEIT	BLUTDRUCK	PULS	NOTIZEN

DATUM	UHRZEIT	BLUTDRUCK	PULS	NOTIZEN

 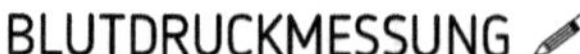 GEWICHT: ....

DATUM	UHRZEIT	BLUTDRUCK	PULS	NOTIZEN

BLUTDRUCKMESSUNG 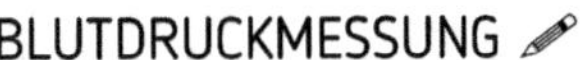   GEWICHT: ....

DATUM	UHRZEIT	BLUTDRUCK	PULS	NOTIZEN

BLUTDRUCKMESSUNG ✎   GEWICHT: ....

DATUM	UHRZEIT	BLUTDRUCK	PULS	NOTIZEN

 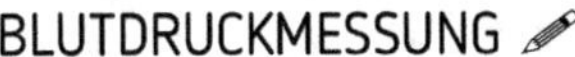 GEWICHT: ……………………….

DATUM	UHRZEIT	BLUTDRUCK	PULS	NOTIZEN

BLUTDRUCKMESSUNG 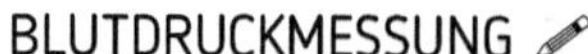   GEWICHT: ………………………..

DATUM	UHRZEIT	BLUTDRUCK	PULS	NOTIZEN

BLUTDRUCKMESSUNG 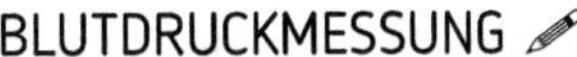   GEWICHT: ....

DATUM	UHRZEIT	BLUTDRUCK	PULS	NOTIZEN

BLUTDRUCKMESSUNG 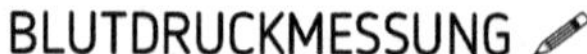   GEWICHT: ………………………..

DATUM	UHRZEIT	BLUTDRUCK	PULS	NOTIZEN

BLUTDRUCKMESSUNG 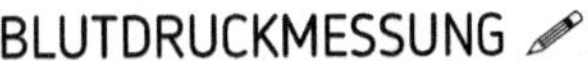   GEWICHT: ....

DATUM	UHRZEIT	BLUTDRUCK	PULS	NOTIZEN

BLUTDRUCKMESSUNG ✏ GEWICHT: ....

DATUM	UHRZEIT	BLUTDRUCK	PULS	NOTIZEN

BLUTDRUCKMESSUNG 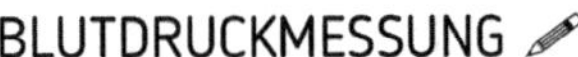 GEWICHT: ....

DATUM	UHRZEIT	BLUTDRUCK	PULS	NOTIZEN

BLUTDRUCKMESSUNG 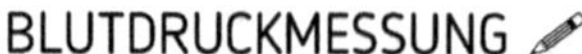   GEWICHT: ………………………..

DATUM	UHRZEIT	BLUTDRUCK	PULS	NOTIZEN

DATUM	UHRZEIT	BLUTDRUCK	PULS	NOTIZEN

BLUTDRUCKMESSUNG ✎ GEWICHT: ....

DATUM	UHRZEIT	BLUTDRUCK	PULS	NOTIZEN

BLUTDRUCKMESSUNG 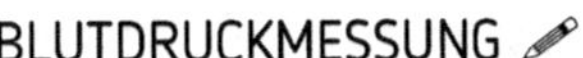   GEWICHT: ....

DATUM	UHRZEIT	BLUTDRUCK	PULS	NOTIZEN

BLUTDRUCKMESSUNG 🖉 GEWICHT: ………………………..

DATUM	UHRZEIT	BLUTDRUCK	PULS	NOTIZEN

BLUTDRUCKMESSUNG 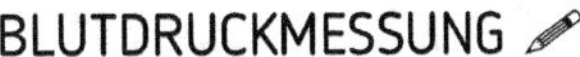   GEWICHT: ……………………..

DATUM	UHRZEIT	BLUTDRUCK	PULS	NOTIZEN

GEWICHT: …………………….

DATUM	UHRZEIT	BLUTDRUCK	PULS	NOTIZEN

BLUTDRUCKMESSUNG ✐   GEWICHT: ....

DATUM	UHRZEIT	BLUTDRUCK	PULS	NOTIZEN

BLUTDRUCKMESSUNG ✎   GEWICHT: ....

DATUM	UHRZEIT	BLUTDRUCK	PULS	NOTIZEN

DATUM	UHRZEIT	BLUTDRUCK	PULS	NOTIZEN

GEWICHT: ………………………..

DATUM	UHRZEIT	BLUTDRUCK	PULS	NOTIZEN

BLUTDRUCKMESSUNG 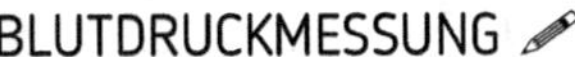   GEWICHT: ....

DATUM	UHRZEIT	BLUTDRUCK	PULS	NOTIZEN

BLUTDRUCKMESSUNG 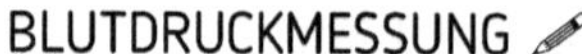   GEWICHT: ……………………..

DATUM	UHRZEIT	BLUTDRUCK	PULS	NOTIZEN

BLUTDRUCKMESSUNG ✎   GEWICHT: ....

DATUM	UHRZEIT	BLUTDRUCK	PULS	NOTIZEN

BLUTDRUCKMESSUNG 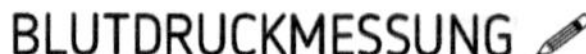 GEWICHT: ....

DATUM	UHRZEIT	BLUTDRUCK	PULS	NOTIZEN

DATUM	UHRZEIT	BLUTDRUCK	PULS	NOTIZEN

BLUTDRUCKMESSUNG 🖉   GEWICHT: …………………….

DATUM	UHRZEIT	BLUTDRUCK	PULS	NOTIZEN

BLUTDRUCKMESSUNG ✏️   GEWICHT: …………………………..

DATUM	UHRZEIT	BLUTDRUCK	PULS	NOTIZEN

BLUTDRUCKMESSUNG 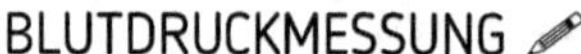   GEWICHT: ....

DATUM	UHRZEIT	BLUTDRUCK	PULS	NOTIZEN

BLUTDRUCKMESSUNG 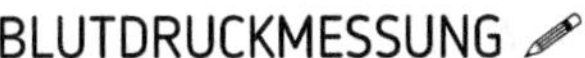   GEWICHT: ……………………..

DATUM	UHRZEIT	BLUTDRUCK	PULS	NOTIZEN

BLUTDRUCKMESSUNG ✎   GEWICHT: ....

DATUM	UHRZEIT	BLUTDRUCK	PULS	NOTIZEN

BLUTDRUCKMESSUNG 🖉   GEWICHT: ....

DATUM	UHRZEIT	BLUTDRUCK	PULS	NOTIZEN

BLUTDRUCKMESSUNG ✏️

GEWICHT: …………………….

DATUM	UHRZEIT	BLUTDRUCK	PULS	NOTIZEN

BLUTDRUCKMESSUNG 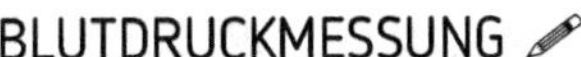   GEWICHT: …………………….

DATUM	UHRZEIT	BLUTDRUCK	PULS	NOTIZEN

BLUTDRUCKMESSUNG 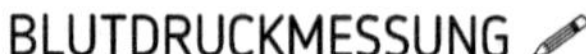   GEWICHT: ....

DATUM	UHRZEIT	BLUTDRUCK	PULS	NOTIZEN

 GEWICHT: ....

DATUM	UHRZEIT	BLUTDRUCK	PULS	NOTIZEN

DATUM	UHRZEIT	BLUTDRUCK	PULS	NOTIZEN

BLUTDRUCKMESSUNG ✎   GEWICHT: ....

DATUM	UHRZEIT	BLUTDRUCK	PULS	NOTIZEN

BLUTDRUCKMESSUNG ✎   GEWICHT: …………………….

DATUM	UHRZEIT	BLUTDRUCK	PULS	NOTIZEN

BLUTDRUCKMESSUNG 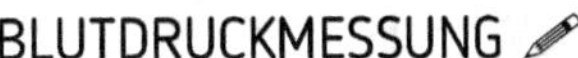   GEWICHT: ……………………..

DATUM	UHRZEIT	BLUTDRUCK	PULS	NOTIZEN

GEWICHT: ………………………..

DATUM	UHRZEIT	BLUTDRUCK	PULS	NOTIZEN

BLUTDRUCKMESSUNG 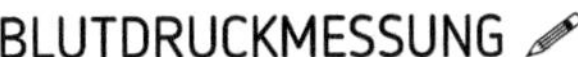 GEWICHT: ………………………

DATUM	UHRZEIT	BLUTDRUCK	PULS	NOTIZEN

DATUM	UHRZEIT	BLUTDRUCK	PULS	NOTIZEN

DATUM	UHRZEIT	BLUTDRUCK	PULS	NOTIZEN

BLUTDRUCKMESSUNG 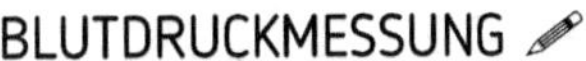 GEWICHT: ....

DATUM	UHRZEIT	BLUTDRUCK	PULS	NOTIZEN

BLUTDRUCKMESSUNG ✏️   GEWICHT: …………………….

DATUM	UHRZEIT	BLUTDRUCK	PULS	NOTIZEN

BLUTDRUCKMESSUNG 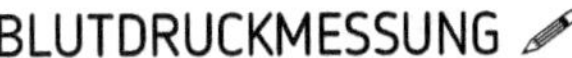 GEWICHT: ....

DATUM	UHRZEIT	BLUTDRUCK	PULS	NOTIZEN

 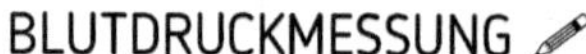   GEWICHT: ………………………..

DATUM	UHRZEIT	BLUTDRUCK	PULS	NOTIZEN

BLUTDRUCKMESSUNG 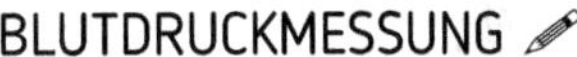   GEWICHT: ………………………..

DATUM	UHRZEIT	BLUTDRUCK	PULS	NOTIZEN

BLUTDRUCKMESSUNG 🖉   GEWICHT: ....

DATUM	UHRZEIT	BLUTDRUCK	PULS	NOTIZEN

www.ingramcontent.com/pod-product-compliance
Lightning Source LLC
Chambersburg PA
CBHW072250260726

48657CB00005BA/2040